TRAITEMENT

DES MALADIES VÉNÉRIENNES

PAR L'EMPLOI DES VÉGÉTAUX.

TRAITEMENT
DES MALADIES VÉNÉRIENNES

PAR L'EMPLOI DES VÉGÉTAUX,

ET

RÉFLEXIONS NOUVELLES SUR L'ABUS

DES PRÉPARATIONS MERCURIELLES.

Ad quamcumque disciplinam, velut tempestate, delati, ad eam, tanquam ad saxum adhærescunt.

Ils se livrent à la première méthode que le hasard leur présente, comme un homme qui, poussé par la tempête, se jette sur le premier rocher qu'il rencontre.

CIC., *Acad. Quæst.* 6, 2, ch. 3.

PAR P.-J.-F. BLAZY,

DOCTEUR EN CHIRURGIE.

~~~~~~~~~

A PARIS,

CHEZ
- L'AUTEUR, rue Saint-Roch-Poissonnière, n°. 8;
- Ant. BAILLEUL, Imprimeur-Libraire, rue Sainte-Anne, n°. 71;
- DELAUNAY, Libraire, Palais-Royal, Galeries de bois.

====

1817.
~~~~~~~~~

IMPRIMERIE D'ANT. BAILLEUL.

TRAITEMENT
DES MALADIES VÉNÉRIENNES

PAR L'EMPLOI DES VÉGÉTAUX;

ET

RÉFLEXIONS NOUVELLES SUR L'ABUS DES PRÉPARATIONS MERCURIELLES.

L'ART de guérir est sans contredit de tous les arts le plus utile et tout à la fois le plus incertain, partant le plus dangereux, et celui qui exige sans cesse le plus d'études, de circonspection et de prudence de la part de ceux qui l'exercent. Il faudrait qu'il fût aussi celui dans la pratique duquel les préjugés auraient le moins d'empire, et l'ignorance routinière le moins d'influence. Cependant il n'en est pas ainsi : la vaine présomption de la fausse science a trop long-temps exercé sur la confiance aveugle des citoyens le droit de compromettre impunément leur vie, pour le plaisir de faire prévaloir tel ou tel autre systême, telle ou telle doctrine également erronée, également pernicieuse. Le temps ne doit plus être, où la santé des hommes soit légèrement livrée à des méthodes systématiques. La médecine, comme la chimie, rentre dans la classe des sciences exactes, qui excluent les hypothèses, les systèmes, les notions vagues et les méthodes hasardées.

Il doit donc être plus que jamais permis de combattre les préjugés qui pendant des siècles prirent la place de la doctrine éclairée, et firent immoler tant de victimes humaines.

Il est constant qu'il ne fut point en médecine de préjugé plus meurtrier que celui qui fit regarder le mercure comme le seul, l'unique, le vrai, l'excellent, le parfait, le merveilleux, l'incomparable *spécifique* contre les maladies vénériennes. Le trop grand nombre de victimes luttant contre cette maladie dévoratrice, pour échapper au trépas, a depuis long-temps attesté, par le spectacle dégoûtant d'une situation cruelle, les dangers de l'usage du mercure, éclairé l'opinion publique, et justement fait révoquer en doute le faux crédit d'un médicament dont le seul aspect devrait le faire rejeter comme contraire à la nature. Enfin, la doctrine s'est ravisée ; des médecins habiles ont courageusement déchiré le voile du préjugé, au grand scandale de la faculté ; ils ont fait de nobles et courageux efforts pour rappeler la science à la recherche de moyens plus simples, plus naturels, et non dangereux contre une maladie reconnue, après tout, aussi compliquée que meurtrière.

Des études approfondies, suivies d'heureuses expériences, ont restitué au règne végétal le droit naturel de fournir les médicamens les plus salutaires contre la syphilis ; et les Boërhaave, les Fernel, les Velnos, firent mettre la France en possession, par les mains du savant et respectable docteur Mîttié, d'une découverte ou plutôt d'une méthode précieuse dont la conservation et la jouissance lui sont infiniment essentielles.

J'ai cru rendre au public un éminent service en lui rappelant cette méthode, en lui faisant connaître sa simplicité et son efficacité, et en le mettant à portée d'en faire usage facilement et avec sécurité. Avant tout, je vais traiter sommairement de l'histoire de la syphilis.

SECTION PREMIÈRE.

Nature, origine de la maladie vénérienne.

TOUT porte à croire que l'origine de la *maladie vénérienne* se perd dans la nuit des temps : les recherches et les discussions à ce sujet seront toujours plus infructueuses et moins utiles que les travaux qui auront pour but le perfectionnement de l'art de guérir sans danger les personnes qui en sont affectées. Les contemporains qui se sont exercés sur l'histoire de cette maladie, nous ont transmis des opinions si contradictoires, qu'on est presque forcé de s'en tenir aux conjectures.

On n'est pas plus heureux du côté des médecins : l'incertitude où sont demeurés les plus célèbres d'entre eux relativement au traitement d'une maladie qui n'avait pas encore été observée et encore moins décrite, les a aisément déterminés à adopter l'opinion, généralement accréditée, que c'était une maladie nouvelle.

Peut-être n'est-il pas impossible de soulever le voile dont cette partie de l'histoire semble encore être enveloppée. On croit généralement que la *maladie vénérienne* est originaire d'*Amérique*, et qu'elle nous a été apportée par Christophe Colomb.

Cependant, en rapprochant les dates des différens voyages de cet homme célèbre, des faits que nous ont transmis les écrivains contemporains, on serait tenté de croire que ce n'est pas à la découverte du *Nouveau-Monde* que nous devons ce fléau, et qu'il n'est qu'une modification d'une ou plusieurs maladies qui existaient bien long-temps auparavant.

En effet, on définit aujourd'hui la *Syphilis*, « une » maladie contagieuse qui se contracte par une hu- » meur impure reçue ordinairement dans le coït, » et qui se manifeste par des ulcères et des douleurs, » surtout aux parties naturelles. »

Lors de la première apparition de la *Syphilis*, il n'en était pas ainsi : ceux qui en étaient attaqués avaient d'abord l'esprit dérangé ; il ressentaient une lassitude dans tout le corps ; leur visage était de mauvaise couleur, couvert de boutons purulens; bientôt les parties de la génération se gangrénaient; des pustules se manifestaient au front, ensuite des ulcérations au palais, à la luette, aux lèvres ; bientôt elles gagnaient les os, et le nez tombait.

La *Syphilis* pouvait se communiquer indépendamment du coït.

Les symptômes effrayans qu'on avait d'abord remarqués pendant les vingt premières années, diminuèrent graduellement; et dans l'intervalle de 35 ans, cette terrible maladie avait subi trois métamorphoses, qui définitivement la rendaient déjà tout à fait dissemblable à ce qu'elle avait d'abord été.

Peut-être pourrait-on faire une pareille remarque sur les nuances qu'elle présente de nos jours : les symptômes deviennent moins graves, elle s'use pour ainsi dire, et ce ne serait peut-être pas trop hasarder que de prédire qu'un jour elle s'éteindra comme toutes les épidémies.

On sait que par des réglemens il était défendu en *Angleterre*, dès l'année 1162, à tout teneur de mauvais lieu, de garder aucune femme lorsqu'elle était attaquée de la maladie dangereuse appelée *burning* (inflammation, brûlure.)

Dans les statuts donnés à une maison de filles de la ville d'*Avignon*, le 8 août 1347, par *Jeanne I*ʳᵉ., reine *des Deux-Siciles* et *comtesse de Provence*, il est dit à l'article 4 :

La reino vol que tondes lons samdes, la baglouno et un barbier deputat des consoules visitones todos la fillia debauchados que seran an bordeau ; et se sen trobo qualenno qu'abia mal vengut de paillardisa, que talos fillios sian separados et ton-

geados à part, afin que non la connongoun per
evita lou mal que la jouvinesso *pourrie prend*.

« La reine veut que tous les samedis, la supé-
» rieure de la maison et un barbier, envoyé par
» les consuls, visitent toutes les demoiselles qui
» seront dans le b.....; et s'il s'en trouve quelqu'une
» pour qui le métier ait eu des suites fâcheuses,
» qu'on la sépare des autres, et qu'on la loge à
» l'écart, afin que personne ne l'approche, et pour
» éviter *le mal que la jeunesse pourrait prendre.* »

Enfin, une ordonnance rendue en Angleterre
en 1430, renouvelle la défense à tout teneur de
mauvais lieu de garder chez lui aucune femme
attaquée de la maladie appelée *brenning* (incontestablement la même que *burning*); lui enjoint de la
mettre dehors, sous peine de payer au seigneur
une amende de cent schellings.

Or, si le *burning*, le *brenning* des Anglais, et *le
mal que la jeunesse pouvait prendre à Avignon*,
qui sont au moins une brûlure ou chaleur intérieure, accompagnée de l'excoriation de l'urètre,
ne sont pas la *Syphilis*, on pourrait demander ce
que c'était ?

Au rapport de *Fulgose*, le mal *vénérien* a été
connu en *Italie* deux ans avant l'arrivée de
Charles VIII dans ce pays, qui est du mois de
décembre 1494; ce qui indiquerait qu'elle y était
connue au moins dès le commencement de 1493.

C'est aussi cette époque que *Torella* assigne à

la première apparition de la *Syphilis* en France, dans la province d'*Auvergne*.

Christophe Colomb partit pour son premier voyage, du port de *Palos* en *Andalousie*, le 3 août 1492; il ne revint que le 13 mars 1493.

Son second voyage commença le 25 septembre 1493, et ne fut terminé que le 8 juin 1496.

Or, dans la traversée de retour de son premier voyage, il fut obligé, par les vents contraires, de relâcher tant aux *Açores* qu'à *Lisbonne*.

Son escadre resta neuf jours dans ce port. Ce fut pendant ce temps qu'il présenta à la cour de *Portugal*, qui était alors à *Valparaiso*, les Indiens qu'il avait ramenés avec lui; et on ne peut supposer que son équipage, s'il eût été attaqué de la *maladie vénérienne*, n'eût pas eu le temps de la communiquer pendant la relâche : cependant aucun historien n'en fait mention.

Les mêmes conséquences sont également, et à plus forte raison, applicables à son retour en *Es-pagne*. Les historiens auraient d'autant moins man-qué de le dire, qu'alors les symptômes du *mal vé-nérien* paraissaient en peu de jours au visage, avec une difformité hideuse, accompagnée de très-vives douleurs.

Les *Espagnols*, que Colomb retrouva à *St.-Do-mingue* lors de son deuxième voyage, avaient pris chacun quatre à cinq femmes : si la *maladie vé-nérienne* avait été répandue dans cette île, comme il faudrait le supposer, une seule femme aurait été bientôt de trop pour des gens qui n'étaient pas accoutumés à des souffrances aussi extraordinaires, et en qui cette peste ne pouvait pas être encore naturalisée.

Dans l'intervalle du premier départ de *Colomb*, à son retour à *St.-Domingue*, les *Espagnols* qu'il y avait laissés s'adonnèrent à toute sorte de désordres, et les cruautés qu'ils exercèrent sur les malheureux *Indiens* forcèrent ceux-ci à se réfugier dans les bois, et à négliger la culture des terres : il s'ensuivit une disette affreuse ; et les maladies en tous genres assiégèrent les *Espagnols* restés tant de la première expédition que de la seconde.

Cependant *D. Fernand Colomb*, qui a écrit l'histoire de son père, et les autres écrivains qui ont traité le même sujet, n'ont en aucune manière parlé de la *maladie vénérienne*, quoiqu'ils aient décrit tous les maux que les aventuriers *espagnols* avaient éprouvés.

Ils ont cité la cachexie, la jaunisse, le scorbut, les ulcères aux jambes, aux gencives et à la bouche.

Certes, le *mal vénérien* méritait bien qu'on ne l'oubliât pas ; et s'il eût existé dans les gens des deux premières expéditions, on ne pouvait manquer de le savoir.

Un seul historien espagnol, *Oviedo*, rapporte que ses compatriotes apportèrent la *maladie vénérienne* au retour de leur second voyage et de là il la fait passer en *Italie* avec l'armée sous les ordres de *Cor-*

dova, par qui elle aurait été communiquée aux troupes du roi *Charles VIII de France*.

Colomb ne fut de retour de son second voyage qu'en juin 1496, et l'armée du général espagnol était arrivée en *Italie* dès le mois de mai 1495. Ce fut dans le mois de juin suivant que cette armée, réunie aux troupes napolitaines , donna bataille à l'armée française commandée par le duc de *Montpensier*.

Voici une erreur si matérielle de dates , qu'elle repousse toute idée de recherche de ce côté , sur l'origine de la *maladie vénérienne*.

Ce qui viendrait à l'appui de cette opinion , c'est qu'un autre historien espaguol, *Herrera*, dit que ses compatriotes portèrent cette maladie au *Mexique*, bien loin de l'avoir apportée de ce pays.

Si donc le *Mexique* était à l'abri de cette contagion , comment pourrait-on expliquer qu'elle existât seulement dans un pays qui en était si voisin , et avec lequel il devait y avoir de fréquentes communications?

Ces contradictions dans ce qu'ont dit , au sujet de la maladie qui nous occupe , les historiens et les médecins contemporains , ne sembleraient-elles pas prouver que leurs prédécesseurs n'avaient pas pensé que le *burning*, le *brenning*, et *le mal que l'on pourrait prendre* , qui étaient bien la *Syphilis* dans son état naturel, c'est-à-dire sans être accompagnée des symptômes qu'on y a depuis remarqués , méritât une sérieuse attention , et que depuis que ce mal fut dénaturé par une épidémie qui en fit un véritable fléau, le silence des auteurs induisit à penser que c'était une nouvelle maladie.

En adoptant l'opinion vulgaire, l'amour propre était sauvé; il n'y avait que le patient qui ne l'était pas : mais heureusement ce dernier avait rarement le temps de se plaindre, et le troisième jour au plus tard la maladie disparaissait avec le malade.

De toutes les maladies qui ont quelques affinités avec la *Syphilis*, il n'y en a pas qui en approche plus que la *lèpre*.

On la définit ainsi : maladie entretenue par un vice particulier du sang, ou de quelque humeur, désignée sous le nom de *virus*.

Elle n'attaquait *jamais les enfans* avant l'âge de puberté, ni les *eunuques;* elle se communiquait par le coït, et alors il survenait aux parties génitales des pustules et des ulcères, accompagnés d'un flux involontaire de semence et d'une ardeur d'urine.

Cette maladie ayant cessé, ou n'étant plus observée depuis l'invasion de la *Syphilis*, cette dernière semblait avoir été le vaccin qui a modifié, dénaturé, changé le *virus lépreux*.

Les symptômes par lesquels la *Syphilis* se montra dans le principe, avaient beaucoup de rapport avec la lèpre, pour la guérison de laquelle on n'avait rien trouvé de mieux que le *mercure*.

On en fit naturellement l'application au *mal vé-*

nérien. Les deux maladies se confondirent, et la plus jeune envahit le domaine de son aînée.

Une autre maladie qui pourrait être de la famille, et qui pourrait bien être fondue avec la *Syphilis*, est *la sueur anglaise*, *la suette*, *sweat*, ou enfin la *peste britannique.*

Elle parut pour la première fois en 1483, dans la principauté de Galles, et eut cela de particulier, que, comme dans la *Syphilis*, les premières époques où elle se présenta furent les plus meurtrières. On n'en a pas entendu parler depuis 1551.

On a remarqué que les pauvres, les vieillards, les enfans, les personnes d'une constitution faible, en étaient rarement attaqués ; elle exerçait ordinairement ses ravages sur les débauchés et les personnes sanguines.

Serait-il déraisonnable de supposer que la *sueur anglaise* n'était qu'une modification du *burning*, et que les deux maladies se sont fondues en une seule, la *Syphilis* ?

Il existe, d'après les auteurs, une espèce de peste sans bubon ni charbon ; elle est accompagnée de dépôts gangréneux qui attaquent les pieds, les mains, et surtout les parties extérieures de la génération dans les hommes.

On sait qu'en 1346 une peste de ce genre ravagea les trois parties du monde alors connues ; elle emporta la vingtième partie des habitans.

Il n'est pas possible qu'un fléau aussi destructeur n'ait pas laissé après lui des suites sensibles, même plus d'un siècle après; il paraît même probable qu'il s'en est mêlé quelques fragmens avec des maladies déjà connues.

Du temps de *Moïse*, il régnait en *Egypte* une espèce de *mal vénérien*. *Lysimaque* rapporte que les Hébreux furent affectés d'ulcères aux aines, le sixième jour de leur départ; le septième, ils furent contraints de séjourner, par la violence de la douleur, augmentée sans doute par la marche : raison pour laquelle ce jour-là fut appelé *sabat*, du mot *égyptien* sabatosis, maladie des aines.

Le *pian* est endémique sur la côte d'Afrique, où il était connu très-anciennement. Le mot *pian* signifie *fraise* dans la langue des nègres.

En effet, il se manifeste par des excroissances semblables à des fraises, que l'on nomme *mamanpian*, ou *mère de pian*. Quelques écrivains regardent le *pian* comme une espèce de *Syphilis*; d'autres ont cru reconnaître en lui les terminthes des anciens.

Gallien définit les terminthes certaines pustules noires qui attaquent principalement les jambes; elles sont ainsi nommées parce qu'elles ressemblent aux fruits de térébinthe. Au surplus, le pian est actuellement le nom de la *Syphilis* des nègres.

Astruc dit que la maladie vénérienne est aussi connue en Chine qu'en Europe. On ne croit pas dans ce pays qu'elle ait été importée. Ses noms vulgaires sont *yang-meï-tchouang*, ulcère semblable à un fruit purpurin ; et *tien-pao-tchouang*, ulcère accompagné d'une grande ampoule.

Les Chinois ont deux méthodes curatives de cette maladie: l'une attaque le virus à force ouverte; l'autre le mine lentement, en l'expulsant par les sueurs.

En nous résumant et nous bornant aux principales causes de ces maladies, on peut voir que plusieurs qui ont un peu plus ou un peu moins d'analogie avec la *maladie vénérienne*, ont existé bien long-temps avant cette dernière.

1°. La *lèpre*, dont l'affinité avec la *Syphilis* est frappante ;

2°. Le *burning*, le *brenning*, ainsi que le mal d'*Avignon*, qui de nos jours pourraient bien passer pour la *Syphilis* même ;

Enfin, la *sueur anglaise*, qui, comme la *Syphilis*, n'atteignait presque jamais que les personnes dans la force de l'âge.

Toutes ces maladies ont disparu dès le moment que la *maladie vénérienne* s'est montrée. Les ordonnances et les réglemens de police n'ont plus eu pour but que la *maladie vénérienne*. Il ne reste des maladreries que le nom, et cependant on en comptait, sous le règne de Louis VIII, plus de 2000 en France, et dans la chretienté 19,000.

De tout ce que nous avons rapporté, on peut conclure que la *Syphilis* existait avant la découverte de l'Amérique; que Christophe Colomb, loin de l'avoir apportée en Europe, l'a introduite en Amérique; enfin, que la *lèpre*, le *burning* et le mal d'*Avignon*, modifiés par des causes qui nous sont inconnues, et que l'on ne découvrira peut-être jamais, ont constitué positivement, vers l'année 1495, dans la *Syphilis*, une maladie qui a actuellement un genre à soi, quoiqu'elle réunisse les symptômes particuliers des maladies auxquelles elle doit son origine.

SECTION II.

Origine et danger de l'emploi du mercure contre la Syphilis.

On pourrait supposer qu'une maladie connue depuis plus de trois siècles, aurait été assez suivie, assez observée, pour qu'il n'y eût plus qu'un mode de traitement, qui, toujours uniforme, à quelques modifications près, n'exposât pas ceux qui en font usage, à de nouveaux maux souvent plus dangereux que celui que l'on guérit, lorsque, par un succès que l'on ne peut expliquer, on est parvenu à y réussir :

Ce n'est cependant pas ce qui est arrivé. Le *mal vénérien*, remarqué en Europe vers l'année 1493, a jeté les médecins du temps dans une perplexité d'autant plus grande, que ses symptômes annonçaient une maladie nouvelle, pour le traitement de laquelle on ne trouvait pas de ressources dans les auteurs.

L'analogie de cette maladie avec la *lèpre*, que l'on guérissait alors principalement avec le mercure, dut les encourager à se servir des mêmes moyens pour obtenir les mêmes résultats.

Le mercure, qui, dans les premiers temps, avait été reconnu comme très-bon agent *anti-vénérien*, donna d'abord les plus grandes espérances ; mais bientôt il mit en défaut les conjectures de la doctrine. Administré par des mains inhabiles, le remède devint pire que le mal ; ses ravages furent affreux ; et par une espèce d'expiation pour la faveur usurpée dont il avait joui, on alla jusqu'à soutenir que l'employer était se déclarer l'ennemi du genre humain.

On essaya quelques remèdes tirés du règne végétal : le gayac, la squine, la salsepareille, le sassafras, et quelques autres végétaux exotiques eurent, chacun à leur tour, un moment de vogue ; mais comme ils se trouvèrent insuffisans, plutôt à défaut d'une méthode éclairée pour leur emploi, que de leurs qualités particulières, on les abandonna bientôt, et le mercure reprit son ancienne faveur. On l'employa avec plus de circonspection, et par conséquent plus de succès. En diminuant les doses, on diminua également le danger de son administration, ainsi que les souffrances des malades. Si le mal n'était pas entièrement guéri ; au moins avait-on la consolation que le remède n'était pas aussi destructeur. Dès cette époque, la confiance s'établit, et on préconisa le mercure comme le seul moyen de guérison. Cependant on ne connaissait alors que peu de préparations mercurielles ;

car la chimie, qui était dans son enfance, n'avait pas encore pu venir au secours de la médecine. Qu'aurait-ce été, si on eût su, comme aujourd'hui, lui donner mille formes, qui cependant ne font que le déguiser, sans lui ôter aucune des qualités malfaisantes qu'il tient de la nature ?

Telle est l'origine de la vogue toujours croissante du mercure ; telles sont les principales causes de la préférence que lui ont donnée les médecins et les malades : préférence qui est enracinée chez les premiers, malgré toutes les raisons contraires, au point d'être devenue un véritable préjugé.

Cependant ce spécifique tant vanté, qui est administré si légèrement par les uns, pris avec tant de confiance et sur parole par les autres, le mercure n'est nullement innocent par lui-même ; au contraire, c'est un poison, dont on ne sait pas plus la manière d'agir, qu'on ne connaît sa modification dans l'économie animale.

Les médecins ignorent quelle espèce d'action il exerce sur les maladies ou sur les malades. Il n'est pas présumable qu'il ait aucune efficacité par ses propriétés physiques, qui sont la fluidité, la divisibilité, la gravité, etc. Ses propriétés ne semblent au contraire qu'infiniment propres à troubler les fonctions de l'économie animale ; c'est par elles qu'étant introduit dans le tronc de l'arbre le plus vigoureux, il le fait périr en peu de temps. Le corps humain est-il plus en état de résister, du moins sans risques de graves inconvéniens, à l'influence pernicieuse de quelques grains de vif-argent, qu'un chêne ou un ormeau ? Personne ne se le figure sans doute. Comme agent physique et métallique, il ne peut qu'être fatal, et dans l'impuis-sance de s'allier, de se combiner avec les substances animales.

Il n'y a point de doute que le mercure ne peut avoir d'action sur les humeurs que comme agent chimique; mais personne ne peut affirmer comment il opère positivement en cette qualité.

La principale de ses propriétés chimiques est la grande facilité qu'il a de se combiner avec l'oxigène, et de l'abandonner comme les autres métaux ; il ne se métamorphose dans les diverses préparations sa-lines, qu'après avoir été saturé d'oxigène. Toutes les manières possibles de le préparer pour l'admi-nistrer en médicament, commencent par le faire passer à l'état d'oxide : il n'est donc administré qu'a-près une saturation d'oxigène. Est-ce en introdui-sant son oxigène dans les humeurs, qu'il devient l'antidote de la *Syphilis* ? Cela est possible, mais on ne le sait point positivement. Dans ce cas, il se revi-vifie, il revient dans le corps à l'état métallique. C'est dans cet état qu'il a été retrouvé dans des os de morts; c'est, sans contredit, dans cet état qu'il cause des maux plus affreux que le mal vénérien, dont il ne peut être par conséquent le vrai remède.

Les médecins les plus instruits ne sont point d'accord sur la manière de l'employer, sur la quan-tité nécessaire pour guérir tel ou tel malade. On compte jusqu'à plus de trente sortes de préparations mercurielles, sans pouvoir dire quelle est la meilleure en général, ou la plus convenable dans tel cas particulier. On peut demander alors à quoi sert la science dans l'administration d'un remède si vanté et si peu connu ? Si le savoir n'est pour rien dans l'effet d'un remède, où est la garantie de son efficacité, du moins de l'à-propos de son emploi? La médecine, qui traite en aveugle, a bientôt assommé le malade, quand elle ne prétend frapper que la maladie. Il est certain que le mercure, de quelque manière qu'on l'administre, ne convient pas à tous les sujets, il ne guérit pas tous les symptômes ; et dans ce cas, loin d'arrêter les progrès de la maladie, il en augmente la violence, et la rend souvent incurable.

On ne peut l'employer lorsqu'il y a, comme il arrive très-souvent, complication d'une autre maladie ; enfin, toute saison n'est pas favorable à son administration, et il en résulte des accidens graves, lorsqu'on n'a pas égard à cette condition, qui est de rigueur.

L'usage du *mercure* à l'intérieur exige des précautions, qui, si elles ne sont pas scrupuleusement observées, peuvent devenir fatales au malade.

En frictions, l'usage est long, incommode, dégoûtant, et accompagné des plus grands dangers. Quel est l'effet constant des frictions sur l'économie animale ? c'est la décomposition de la lymphe. On peut, sans crainte d'avancer une hypothèse douteuse , l'affirmer aujourd'hui , d'après les n otions exactes de la chimie. Tous les malades traités par les frictions sentent mauvais , et noircissent les matières d'or et d'argent qui se trouvent dans leur atmosphère : telle est la propriété caractérisque du gaz hydrogène sulfuré et phosphoré , résultant de la décomposition de l'eau , qui fait partie constituante de la lymphe.

Les frictions sont donc un remède qui rompt essentiellement l'équilibre des humeurs , et qui dénature l'économie animale. Les accidens qui en résultent sont éminemment dangereux. Ces accidens sont, comme l'a très-bien dit le docteur Mittié, que le mercure fait tomber les dents , qu'il occasionne une salivation plus ou moins abondante, des fièvres, des hémorragies, des crachemens de sang, des pertes, des dyssenteries, des ulcères internes , la lienterie, l'avortement, le tremblement, des convulsions, la dissolution des humeurs , la paralysie, l'asthme , la phthisie, la consomption, la folie, dont les exemples sont si fréquens dans les maisons des aliénés ; l'apoplexie, la mort subite.

Tous ces symptômes annoncent incontestablement le défaut de circulation de la lymphe , son engorgement, sa décomposition, la sécheresse et l'irritation des nerfs et du sang. Par quel moyen vient-on au secours de ces accidens ? par des boissons, par des tisanes , qui contiennent des extraits des végétaux, lesquels seuls feraient la guérison de la maladie vénérienne , et qui , délayés dans une masse d'eau, sont presque sans effet, tandis que cette quantité d'eau, ces tisanes, ces lavages chargent l'estomac, l'affaiblissent, l'atténuent, contrarient, d'un autre côté, la nature réparatrice, quand il ne s'agit que de la seconder et de la fortifier: c'est ainsi que les erreurs de la science, d'une maladie simple, légère, qui par elle-même n'entraîne ordinairement aucune incommodité grave, font une maladie fatale, qui, dès le principe du traitement, met le malade en danger de mort, sans une probabilité de guérison.

Quelle que soit la constitution du malade, son exactitude à faire ce qui lui est prescrit, quelle que soit la prudence des médecins, il arrive rarement que la guérison s'opère sans les inconvéniens qui résultent de l'emploi du *mercure*. Le malade est-il imprudent, ou est-il surpris par l'intempérie de la saison, ces inconvéniens présentent alors un nouveau genre de gravité, et compromettent pour jamais la santé des malades, en mettant complètement à découvert l'impuissance funeste de la fausse doctrine.

On ne peut cependant nier que les malades n'obtiennent du soulagement par l'emploi du *mercure*, qu'ils ne guérissent même : mais quelle constitution ne faut-il pas pour résister à un agent aussi actif, aussi violent ? Quelle assurance a-t-on contre les suites fâcheuses que peut occasionner son emploi ? En effet, le traitement est à peine terminé, que l'on voit fréquemment, chez les sujets faibles surtout, la pulmonie succéder à la première maladie.

S'il est rare que le *mal vénérien* soit guéri par le mercure, il est encore plus rare qu'une fois manquée, la guérison puisse jamais s'opérer par le même moyen.

De toutes ces observations, on peut conclure que le traitement par le mercure est aussi fécond en accidens que peu sûr;

Que les effets varient selon l'âge, le sexe, la constitution du sujet et la saison;

Qu'il occasionne des accidens, tantôt subits, tantôt lents, mais qui n'en sont pas moins certains;

Que nul ne peut se regarder comme débarrassé de ces accidens, quel que soit le laps de temps qui se serait écoulé depuis qu'il en fait usage;

Que la nature du *minéral* ne peut être changée, quelle que soit la préparation que l'on emploie et quelque soin que l'on apporte à cette préparation; qu'ultérieurement il se revivifie, et qu'il finit par agir sur l'économie animale par ses qualités physiques, qui sont essentiellement pernicieuses;

Que celui qui l'administre n'est pas le maître de régler la modification que doit subir le *mercure* dans l'économie animale;

Qu'il y a nombre de malades qui n'en peuvent supporter l'usage; qu'il y a des symptômes qu'il ne guérit pas, d'autres qu'il aggrave.

Ajoutons qu'il ne peut apporter aucun soulagement dans la gonorrhée.

Enfin, les précautions qu'exige l'administration intérieure du *mercure* décèlent les craintes que l'on a de cet agent violent; et le régime imposé au malade a pour prétexte la maladie, tandis que le motif réel est de contrebalancer l'effet du poison que l'on administre.

Il serait injuste de prêter à tous les médecins la même conduite et la même manière de voir à l'égard du mercure et de la maladie vénérienne: il en est beaucoup d'instruits, qui, convaincus de l'infidélité et des inconvéniens du mercure, s'en servent faute d'autres moyens.

SECTION III.

Opinion des plus grands médecins contre l'emploi du mercure, et recherches qu'ils ont faites pour lui substituer les traitemens végétaux.

Si le plus grand nombre des gens de l'art, dédaignant les études et les recherches qu'exige une telle maladie, se sont contentés d'employer le *mercure*, parce qu'il avait été adopté par leurs devanciers; s'ils lui ont conservé la prééminence que lui avait accordée leurs prédécesseurs; si enfin ils les ont suivis dans la pratique avec une condamnable docilité, il en est aussi qui, ayant apprécié le *mercure* à sa juste valeur, ont blâmé et proscrit son usage, tandis qu'ils ont recommandé les végétaux, qu'eux-mêmes ont employés avec le plus grand succès.

Parmi les plus célèbres, on peut citer *Boërhaave, Sydenham* et *Fernel.*

Le premier récuse la vertu spécifique du mercure

dans les *maladies vénériennes*; en général, il ne l'admet même comme remède en aucun cas. Les raisons qu'il en donne sont faciles à saisir.

« Le *mercurc*, dit-il, pourrait être employé avec
» quelque succès dans les cas où les parties affec-
» tées seraient voisines du cœur, des artères; mais
» ne pouvant pénétrer dans les petits vaisseaux,
» il est sans effet, lorsque le virus y circule. »

Il ajoute que les gonorrhées, qui sont arrêtées dans le tissu cellulaire de la verge, lieu où la circulation des humeurs ne se fait presque pas sentir, ne sont jamais guéries par le *mercure*.

Sydenham, qui a dit « que le mercure n'était pas
» plus le spécifique de la maladie vénérienne, que
» la lancette n'est celui du point de côté ; » Sydenham a indiqué les sources où l'on pouvait trouver le spécifique qui est propre à cette maladie : ses ouvrages sont pleins de traits lumineux qui ont éclairé les recherches. Fernel, célèbre médecin d'un de nos rois, s'est élevé avec force contre le *mercure*; loin de lui accorder la moindre vertu salutaire, il le bannit entièrement de la médecine, comme agent dangereux, infidèle et meurtrier.

Pénétré de l'inefficacité du mercure, il trouva des ressources dans le règne végétal; il en composa un remède spécifique et sans danger, qu'il administrait avec le plus grand succès, même dans les maladies qu'une suite de traitemens, infructueux par le *mercure*, avait fait dégénérer en affections rhumatismales et scorbutiques.

Après Fernel, Julien Paulmier ajouta aux découvertes de son maître. Guillaume Rondelet, employa le sirop de Saint-Ambroise, qui est un composé de millet et de jeunes branches de figuier. Nicolas Chesnau ajouta au remède précédent les figues et les raisins secs. Augier Ferier, et quelques médecins qui vinrent après lui, proposèrent plusieurs remèdes dont on fit peu d'usage. Ces remèdes se composaient de racines de roseaux, de gentiane, de cabaret, de pain-de-pourceau, d'iris, d'ænula-campana, de tormentille.

Toutes ces tentatives ne furent pas généralement couronnées de succès ; mais ceux que l'on obtint, et la connaissance que l'on avait de plusieurs peuples de l'Asie, de l'Afrique et de l'Amérique, qui ne se servent que de végétaux pour guérir le *mal vénérien*, mirent sur la voie plusieurs hommes que le préjugé n'avait pas gagnés, et qui ne désespérèrent pas d'amener une entreprise aussi difficile à une heureuse fin.

Il était en effet tout simple et tout naturel de se persuader que c'était dans le *règne végétal* qu'il fallait chercher le spécifique de cette maladie ; car les minéraux ne sont pas destinés par la nature à la conservation, à la nutrition et à la guérison des races animales. L'homme seul a pu commettre à ce sujet la plus étrange erreur. Les *minéraux* s'assimilent-ils, comme les végétaux, aux organes ou aux humeurs des animaux ? Non, sans doute ; ils n'offrent ni les combinaisons de principes, ni les variations d'espèces, ni les qualités individuelles et spécifiques que les végétaux fournissent à l'infini, et de manière à s'approprier à chaque besoin en particulier.

C'est donc dans les végétaux qu'il fallait chercher les dons que la nature, toujours protectrice, toujours bienfaisante, nous réservait contre la *Syphilis*. Les sauvages, beaucoup moins savans, sont, à cet égard, beaucoup plus habiles que nous : ce n'est point dans le règne minéral qu'ils vont chercher un remède plus funeste qu'utile, mais bien dans le règne végétal, où ils ne manquent jamais de le trouver.

SECTION IV.

Origine, pratique, perfectionnement, et effet du remède végétal anti-syphilitique, mis en vogue par le docteur Mittié.

Le premier remède tiré du règne végétal, qui réunit à un degré éminent les qualités tant cherchées contre la *Syphilis*, fut celui très-connu, il y a soixante-quinze ans, sous le nom de Velnos. Il a joui long-temps d'une réputation bien méritée. Le docteur Mittié, qu'une longue pratique et une expérience consommée rendaient si apte à saisir ce qui est utile, reconnut dans ce remède le caractère d'un spécifique, sans danger, du *mal vénérien* ; il y fit les changemens et additions qui ont assuré au remède un succès brillant pendant de longues années.Cependant, comme il voulait prémunir le public contre la supposition que ce pourrait être un remède secret, il publia la nomenclature des plantes qui entrent dans sa composition.

« Les végétaux dont on se sert, disait-il, le plus communément, sont l'angélique, la bourrache, la casse, le cerfeuil, le chardon-bénit, la chicorée, le gentiane, l'ellébore, la jacobée, le jalap, la linaire, le noyer, la nummulaire, la saponaire, la scammonée, le scordium, le séné, le trèfle-d'eau, la velvote. Fondé sur l'expérience, tous les végétaux, excepté les poisons, les violens purgatifs, les narcotiques et les émolliens, sont, pour guérir le mal vénérien, moins redoutables par leur nature que par celle des moyens que l'on a employés jusqu'à ce jour. Alors, regardant comme chimérique toute idée de spécifique attaché au mercure, à certaines plantes, ou à quelques recettes particulières, on jugera, d'après l'observation, que la guérison des maladies vénériennes dépend du seul mouvement tonique, porté à un degré convenable, et continué un temps suffisant : mouvement que ces différens agens, par leur propriété stimulante, excitent dans l'économie animale. Par conséquent, la plante que l'on emploie, ou sa préparation, doit être choisie et dosée relativement à son effet et à la sensibilité de chaque individu, dont la nature du tempérament ou de la constitution fait avec la maladie une indication composée, que la même plante ou le même remède, à la même dose, ne peut remplir chez tous les sujets : on ne peut prescrire que des règles générales »

(27)

Non content d'avoir ainsi publié ses principes et les moyens dont il faisait usage , le docteur Mittié fit plus : il mit tous les gens de l'art à portée de connaître et de pratiquer sa méthode , et d'en faire un usage salutaire. « Je ne me suis point, dit-il
» dans sa réponse à M. Bacher , publiée en 1782 ,
» réservé le secret de ma méthode ; ce n'est point
» un secret : la manière d'administrer les végétaux
» est dans mes écrits, et c'est là que plusieurs mé-
» decins et chirurgiens l'ont puisée. J'ai la satis-
» faction d'apprendre d'eux-mêmes qu'ils suivent
» ma doctrine avec le plus grand succès ; s'ils ne
» sont pas aussi fréquens à Paris, c'est qu'il y a
» peu de médecins et chirurgiens qui pratiquent
» ma méthode, et qu'il leur a paru beaucoup plus
» commode de la décrier : la prévention, la jalou-
« sie , l'intérêt de mes adversaires , l'emportent sur
» le bien général , et le citoyen est sacrifié à l'i-
« gnorance et à l'animosité. »

Animé des sentimens les plus généreux , le docteur Mittié chercha tous les moyens de faire connaître sa méthode aux gens de l'art et aux savans,
avec lesquels il entretenait une correspondance
suivie. Il multiplia avec eux ses expériences ; il les
rendit publiques en quelque sorte, principalement
à Grenoble, en 1788, dans l'hôpital de la Charité
et militaire , par suite d'un ordre du Roi , en présence de plusieurs commissaires ; et pour lever tout
doute et toute suspicion sur sa méthode, il indi-
qua ses moyens tant aux religieux qu'aux chirur-

giens militaires de cet hôpital, qui composèrent sur ses formules son remède entièrement végétal, et l'administrèrent avec le plus grand succès, tant en sa présence qu'en son absence, comme le constatent les certificats les plus authentiques qui furent publiés dans le temps. Dès lors plus de secret, plus de mystère sur la composition de son remède, soit à l'état de sirop, soit dans celui de pilules. C'est à l'humanité qu'il en fit don ; c'est aux gens de l'art qu'il en confia la pratique, afin qu'elle ne se trouvât que dans des mains expérimentées, capables d'en modifier l'administration suivant les divers caractères de la maladie et la diversité d'état des malades.

C'est ce même remède que je n'ai cessé d'administrer depuis plus de 20 ans, et que j'ai aussi augmenté des résultats d'une longue, et, j'ose dire, heureuse pratique, dont je rappelle ici les avantages au public, et à qui je rappelle la continuité de son administration. Les plantes qui entrent dans sa composition sont toutes indigènes, très-connues et si communes, qu'avant Velnos et Mittié, on n'avait point soupçonné en elles aucune vertu curative de la *maladie vénérienne*.

Ce remède est fondant, stomachique, et particulièrement emménagogue ; sa propriété de fondre et d'atténuer les humeurs est si marquée, qu'il dissout, sans le secours des applications extérieures, les bubons, les duretés des testicules, les tumeurs gommeuses, les callosités de l'urètre, les bords de vieux ulcères.

Il est évacuant des trois principales voies; il attaque le virus par tous les côtés, et l'évacue par les émonctoires vers lesquels il a le plus de penchant à se porter.

Il est doux, modéré dans son action; on peut sans danger en introduire une quantité notable dans les vaisseaux : son extrême division, suite nécessaire de sa solubilité dans les fluides du corps humain, lui permet de pénétrer dans les tuyaux capillaires, les lames osseuses, les glandes.

C'est par ces précieuses qualités qu'il opère de salutaires effets dans les maladies anciennes et invétérées, contre lesquelles les *préparations mercurielles échouent.*

Il ne produit aucun dérangement dans l'économie animale, et ne laisse après lui aucunes suites fâcheuses; et c'est là sa principale propriété. Il fortifie l'estomac, facilite la digestion, et est très-efficace contre les fleurs blanches et les écoulemens laiteux.

Il guérit les maladies compliquées avec le *mal vénérien*, sans interruption de traitement et sans secours d'auxiliaires.

Le sirop guérit assez constamment les affections goutteuses et rhumatismales, si les premières atteintes n'ont été ressenties que postérieurement à l'infection du virus. Ne pourrait-on pas en attendre quelques succès, lorsqu'elles se trouveront seules dans le sujet affecté ? Il agit dans le cas de goutte, principalement par les reins. Lorsqu'on laisse reposer l'urine dans un vaisseau, il se forme au fond un dépôt qui égale quelquefois le quart ou le tiers du volume total de l'urine.

Il est à l'abri de l'inconvénient du défaut de préparation pour les femmes enceintes, puisqu'il n'en exige presque point, ou qui ne soit toujours praticable.

Il est spécifique du *mal vénérien* à un bien plus haut degré que le *quinquina* ne l'est de la fièvre intermittente : le quinquina souffre des exceptions, et le remède végétal n'en admet aucune.

La gonorrhée, qui est l'écueil du traitement mercuriel, est radicalement guérie par le remède végétal.

Il est peu dispendieux, à cause de la brièveté et de la simplicité du traitement : il est commode et facile à prendre, sans apprët et dans quelque situation que l'on se trouve. Il n'exige ni préparation, ni remède accessoire, ni régime particulier. Il est également praticable en été, en hiver. Les soldats, les matelots peuvent être traités sous la toile et sur mer, sans discontinuer leur service, et sans s'exposer au moindre accident; à plus forte raison les citoyens, dans le cours ordinaire de leurs occupatious, sans aucun assujétissement ni dérangement notable.

Non - seulement le remède végétal anti-syphilitique est doux, simple, commode, mais encore d'une efficacité constatée et confirmée par plus d'un demi-siècle de pratique et d'observations, aussi assurée dans les cas ordinaires que dans les circonstances les plus graves, et même dans celles qui semblent désespérées. Il ne présente aucun des nombreux inconvéniens que l'on reproche à si juste titre au mercure. Le malade est sûr d'éprouver un prompt soulagement, d'arriver à une guérison complète, soit qu'on le lui administre en substance, en tisane, en décoction, en sirop, en extrait ou en pilules.

La cupidité et l'ignorance, en colportant de prétendus remèdes anti-vénériens, sont parvenues à discréditer les mots de pilules, sirops, et à les faire frapper de défaveur. Il serait plus que déraisonnable d'étendre ce discrédit au remède végétal dont il s'agit, par cela seul qu'il faut l'administrer en *pilules*. Il suffit de savoir, pour dissiper ce préjugé, qu'il n'est pas d'autres moyens de rapprocher et de conserver l'extrait des plantes que l'on ne peut avoir fraîches en toutes saisons. Les pilules ou le sirop rendent d'ailleurs le remède plus portatif, et offrent l'avantage d'en régulariser l'administration selon l'âge, le sexe et la constitution du malade; car il est des circonstances où le sirop doit être préféré, comme seul moyen de traitement, tandis que, dans d'autres circonstances, il s'administre concurremment avec les pilules : cela dépend de la nature et du siége des symptômes, de l'ancienneté de la maladie. Dans les cas les plus habituels, le remède ordinaire produit une guérison parfaite.

On peut se guérir soi-même, sans aucun des apprêts ou préparations, qui décèlent toujours ce que l'on a l'intention de dissimuler. Il n'y a à redouter dans l'application du remède aucune imprudence de malade, aucun accident capable de produire un effet dangereux. En général, l'assistance d'un médecin ne devient nécessaire que dans les cas particuliers des complications graves résultant de causes étrangères à la nature du mal vénérien. Il est incontestable qu'avec les préparations mercurielles les moins malfaisantes, on n'obtiendra jamais les mêmes avantages.

Je ne m'étais pas proposé de faire un traité sur la maladie vénérienne, mais seulement de rappeler au public le mérite éminent et précieux du fruit des méditations et des recherches de Velnos et de Mittié, et de lui donner la garantie de la perfection dans les préparations de leur remède végétal anti-syphilitique ; garantie qui repose sur la transmission immédiate et personnelle des procédés des premiers auteurs, et sur une pratique constante et journalière de plns de vingt ans de durée.

Les nombreux et savans écrits du docteur Mittié, sur l'art de guérir la *Syphilis*, me permettent de me borner à une discussion sommaire de quelques-unes des questions d'une si importante matière. Quoiqu'un grand nombre de ces questions

soient restées indécises (1), celle de l'efficacité du
remède que j'administre, est assez complétement et

---

(1) Le mercure et ses effets étaient-ils connus quand on l'a
mis en usage pour le traitement de la maladie vénérienne ?

La connaissance de la maladie vénérienne a-t-elle éclairé
son traitement par l'usage du mercure ?

La maladie vénérienne, par sa nature, par ses symptômes,
exige-t-elle, pour sa guérison, l'usage du mercure, de préférence à celui des autres substances végétales ou minérales ?

Le mercure est-il un remède innocent ?

Le mercure est-il, pour la guérison de la maladie vénérienne, le seul ou le meilleur remède et le plus convenable
dans notre climat et à notre constitution ?

Est-on d'accord sur la manière de frotter ?

Le malade que l'on frotte reçoit-il toujours du mercure ?

Est-il un moyen connu ou sûr d'estimer, je ne dis pas au
juste, parce que cela est physiquement impossible, mais seulement à peu près, la quantité de mercure qui a passé dans
le corps du malade frictionné ?

Faut-il une quantité déterminée de mercure, soit pour
guérir, soit pour occasionner les accidens qui lui sont particuliers ?

La salivation légère ou considérable est-elle nécessaire à
la guérison, comme c'est l'opinion commune ?

La salivation est-elle une crise de la maladie vénérienne,
ou une crise nécessaire à la guérison, comme on veut se le
persuader ?

Le mercure, comme spécifique de la maladie vénérienne,
convient-il à tous les sujets ?

assez parfaitement résolue, pour que le public s'en tienne tout simplement à sa pratique, et laisse aux savans à se rendre raison des erreurs de la doctrine sur la préférence qu'elle a donnée jusqu'à ce jour à un poison funeste, sur un véritable spécifique aussi doux que bienfaisant et salutaire par sa nature.

Il n'y a plus de nécessité d'insister ni sur les pro-

Le mercure, comme spécifique, guérit-il tous les symptômes de la maladie vénérienne?

Puisqu'on regarde le mercure comme spécifique de la maladie vénérienne, explique-t-on pourquoi il se rencontre des symptômes graves dont il n'arrête pas les progrès, d'autres dont il augmente la violence, et quelques-uns qu'il rend incurables? Sont-ce là les effets et le caractère d'un vrai spécifique que l'on dit être infaillible?

Le mercure peut-il se donner sans inconvénient, quand il y a complication avec une autre maladie?

Le mercure peut-il également s'administrer dans toutes les saisons, sans exposer à plus d'accidens dans l'une que dans l'autre?

Quand le mercure, mêlé aux liquides, et suivant le cours de la circulation, est versé dans une des cavités qu'ils abreuvent, où, se réunissant en globules, il ne peut plus être résorbé comme les fluides, et qu'alors, selon la partie où il est arrêté, il occasionne des effets dont on se ressent toute la vie, ou des accidens tels que des douleurs, des mouvemens convulsifs, la paralysie, une mort subite; y a-t-il des moyens sûrs d'en connaître le siége, d'en prévenir les effets ou d'y remédier?

priétés , ni sur les effets d'un remède si connu du
public , si injustement et si vainement repoussé des
gens de l'art. Le public a pris la pratique pour juge,
et pour lui toute question est décidée; il ne demande
qu'à être mis à portée de jouir d'un bienfait que je me
glorifie de lui reproduire. Les travaux de Boërhaave,
de Fernel et de Mittié , principalement , ont enfin
terrassé le préjugé, qui n'accordait de guérison
qu'à l'aide d'un remède qui donnait plusieurs maladies dangereuses en échange d'une maladie sans
danger par elle-même. Les médecins, plus circons-
pects aujourd'hui, plus sages et plus éclairés, re-
noncent sans peine aux systêmes de la vieille doctrine , et prennent l'observation pour guide ; ils
s'étudient plus essentiellement à bien connaître la
nature , à la seconder, pour la mettre à portée d'a-
gir elle-même ; et tel est le plus grand secret de
leur art. Ils savent combien il est fatal de la con-
trarier, et d'opposer des obstacles à sa tendance per-
pétuelle à réparer les maux et les désastres qui sur-
viennent dans l'organisation animale : la simplicité
des moyens est le meilleur titre près de la nouvelle et véritable doctrine. La Faculté n'improuve
plus la méthode de Mittié ; elle en observe au contraire les progrès, et les favorise. Pour donner, à
ce sujet, à mes confrères, à tous les médecins de
la France, l'avantage d'acquérir chaque jour de
nouvelles preuves de la supériorité et de l'efficacité
du remède végétal anti-syphilitique, je termine
ma discussion, en prenant avec eux l'engagement

de guérir à mes frais, sous leurs yeux, avec leur participation, ceux de leurs malades à qui les préparations mercurielles auront le moins réussi, enfin, à qui les frictions seront devenues funestes; et j'espère qu'un très - grand nombre accueillera cette proposition loyale de ma part.

FIN.

9 782014 100907